BEI GRIN MACHT SICH IHR WISSEN BEZAHLT

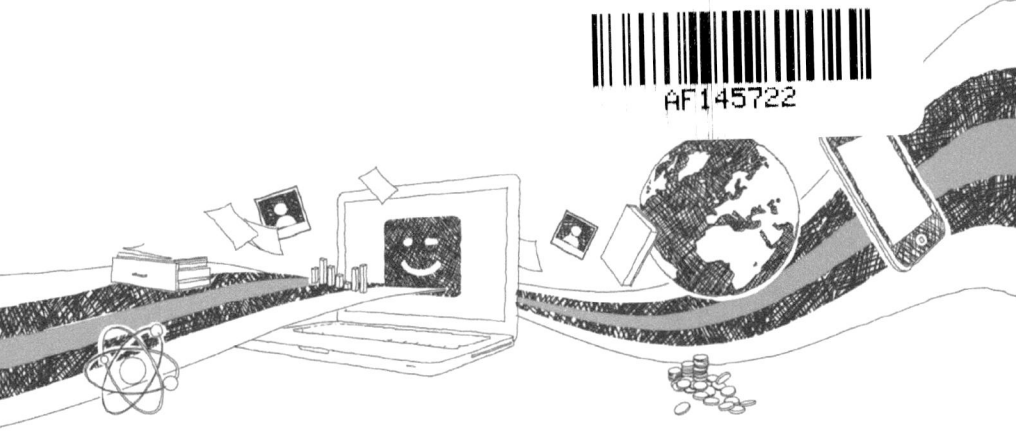

AF145722

- Wir veröffentlichen Ihre Hausarbeit,
  Bachelor- und Masterarbeit

- Ihr eigenes eBook und Buch -
  weltweit in allen wichtigen Shops

- Verdienen Sie an jedem Verkauf

Jetzt bei www.GRIN.com hochladen
und kostenlos publizieren

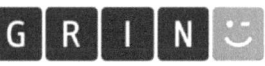

Bibliografische Information der Deutschen Nationalbibliothek:

Die Deutsche Bibliothek verzeichnet diese Publikation in der Deutschen National-
bibliografie; detaillierte bibliografische Daten sind im Internet über http://dnb.d-
nb.de/ abrufbar.

Impressum:

Copyright © 2018 GRIN Verlag
Druck und Bindung: Books on Demand GmbH, Norderstedt Germany
ISBN: 9783668765771

Dieses Buch bei GRIN:

https://www.grin.com/document/434962

Corinna Dallmeier

"Einfach Leihen". Leitfaden zum Umgang mit chirurgischen Leihinstrumenten

GRIN Verlag

Projektarbeit

„Einfach Leihen"
Leitfaden zum Umgang mit Leihinstrumenten

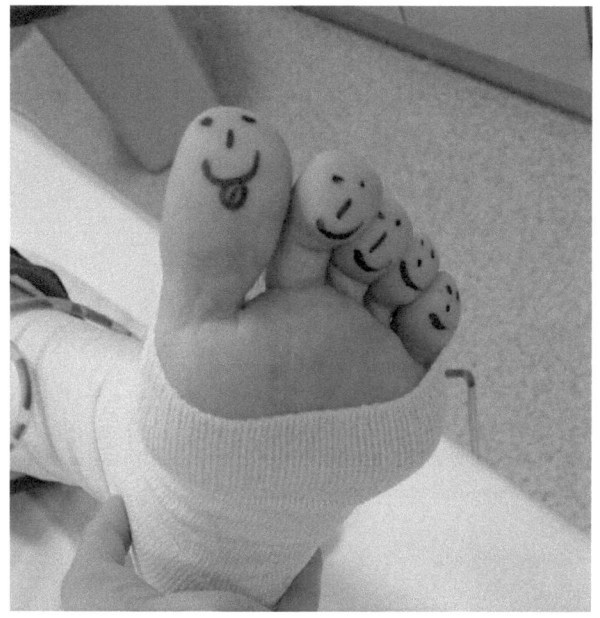

Name: Corinna Dallmeier

Lehrgang: SL11 IAFW

2017/2018 Veranstalter:

IAFW Regensburg

Lehrgangsleitung: Frau O.

Regensburg, 7. Februar 2018

Inhalt:

1. Projektanlass

Im Rahmen der Weiterbildung zur pflegerischen Leitung wurde von mir, Corinna Dallmeier, das Projekt „Leitfaden zum Umgang mit Leihinstrumenten" durchgeführt.

1.1 Themenwahl

Seit dem Chefarztwechsel in der Unfallchirurgie/Orthopädie ist die Anzahl der Leihsiebe signifikant gestiegen. Bis 2015 hatten wir im Kreiskrankenhaus im Durchschnitt 4,5 Leihsysteme pro Monat im Haus z.B. für Hallux-OPs oder Schlittenprothesen. Seit 2016 haben wir durchschnittlich 14,2 Leihsiebe monatlich im Haus.

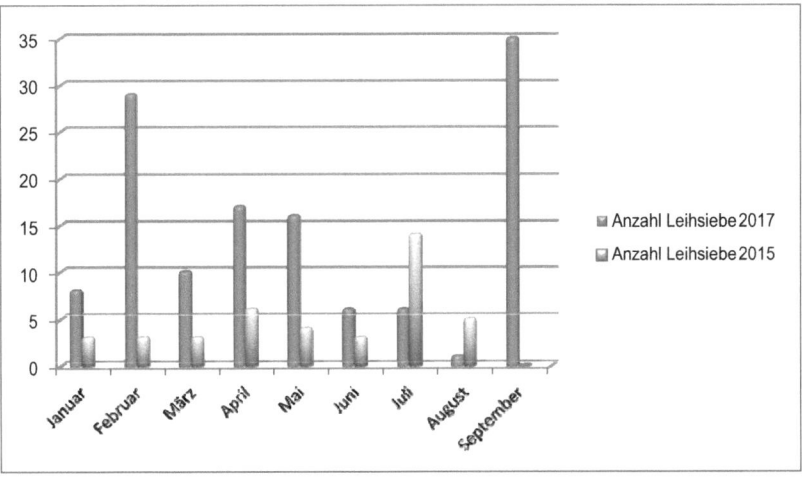

Der organisatorische Aufwand ist immer sehr hoch, da die Systeme jedes Mal den kompletten Instrumentenkreislauf in der ZSVA durchlaufen müssen. Angefangen bei der Kontrolle der Instrumente und Implantate, über die Reinigung und Desinfektion bis hin zur Sterilisation, jeweils vor und nach der Anwendung des Systems. Das bedeutet erheblichen zeitlichen sowie personellen Aufwand.

Um meinem Team und mir die Arbeit etwas zu erleichtern, wollte ich einen Leitfaden zum Umgang mit Leihinstrumenten erstellen. Dies wurde auch von der Geschäftsleitung als sinnvoll angesehen und so erteilte mir Herr E. am 20.04.2017 die Zustimmung, dieses Projekt durchzuführen.

1.2 Persönliches Interesse

Mir liegt dieses Projektthema auch persönlich sehr am Herzen, da die Flut an Leihinstrumenten immer weiter zunimmt und qualifiziertes Personal für die ZSVA nicht leicht zu finden ist.

Also wollte ich den Mitarbeitern der ZSVA, sowie auch den Mitarbeitern der OP-Abteilung die Prozesse vereinfachen.

Hierzu war es mir wichtig eine klare Struktur und einen einheitlichen Leitfaden zu schaffen und die bereits vorhandenen Dokumente zu optimieren.

1.3 Darstellung des Arbeitsumfeldes

Das Kreiskrankenhaus in Bayern, ist ein Haus der Grund- und Regelversorgung und befindet sich mit 150 Betten und 9 teilstationären Dialyseplätzen in der Trägerschaft des Landkreises. Jährlich werden etwa 16.000 ambulante und stationäre Patienten versorgt. (vgl. http://kkh-sob.de/ 26.11.2016, 14:07)

In unserem Hause stehen 3 modern ausgestattete Säle für die operativen Eingriffe zur Verfügung. Seit 2008 bin ich dort als OP-Schwester und seit 2017 als OP-Gesamtleitung tätig. Der Einsatz vieler verschiedener Instrumentarien, unter anderem Leihinstrumentarien, der Aufbau spezieller OP Tischlagerungen des Patienten während der OP und vieles mehr erfordert von den Mitarbeitern einen hohen und aktuellen Wissensstand.

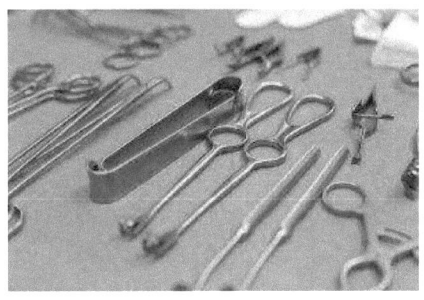

(Abb. 1)

Die OP-Abteilung umfasst den Anästhesie- und OP-Pflegebereich, ebenso die ZSVA. Die geplanten Eingriffe finden in der Regelarbeitszeit von 07:45 Uhr – 16:00 Uhr statt. Darüber hinaus steht ein Bereitschaftsdienst-Team für Notfälle zur Verfügung.

In der OP-Abteilung des Kreiskrankenhauses sind knapp 30 qualifizierte Mitarbeiter beschäftigt. Neben Gesundheits- und Krankenpflegern, teilweise mit Fachweiterbildung arbeiten auch Operationstechnische Assistenten (OTA) in dieser Einheit. Unser Haus bietet die Ausbildung für die OTA, sowie Anästhesie- und OP-Fachweiterbildungen an. Für jeden Mitarbeiter besteht ständig die Möglichkeit der Teilnahme an internen und externen Fortbildungen.

(vgl.   http://kkh-sob.de/index.php/2013-02-06-10-59-28/pflegedienst/op-und-anaesthesie, 26.11.2017, 14:13)

1.4   Ausgangssituation

Direkt an den OP angeschlossen, befindet sich die Zentralsterilisation. Dort stehen zwei Reinigungs- und Desinfektionsgeräte und zwei Dampfsterilisatoren zur Verfügung. Nach der erstmaligen Validierung der Prozesse, der Wiederaufbereitung des Instrumentariums in der ZSVA, werden diese jährlich revalidiert.

(vgl.   http://kkh-sob.de/index.php/2013-02-06-10-59-28/pflegedienst/op-und-anaesthesie, 26.11.2017, 14:13)

In der ZSVA arbeiten 2,5 Vollkräfte mit dem Fachkundekurs 1 und davon hat 1 Fachkraft auch den Fachkundekurs 2 + 3.

Durch die direkte räumliche Nähe der ZSVA zum OP sind die Dienstwege kurz und die Kommunikation untereinander kann direkt stattfinden.

Wurden Leihinstrumente bestellt, erfolgte der Ablauf wie folgt:

Die OP-Leitung bestellt das Instrumentarium nach Anweisung des operierenden Arztes. Dies wurde mündlich an das Personal der ZSVA weitergegeben und handschriftlich in einen Kalender eingetragen. Dabei wurden lediglich die Daten für die Anlieferung, die OP, die Abholung und der Name des Instrumentariums festgehalten. So ist es für das nicht direkt involvierte Personal schwer nachzuvollziehen, für welchen Patienten das Instrumentarium bestellt wurde. Und da die Zahl der Leihsysteme gestiegen ist und an manchen Tagen mehrere Systeme gleichzeitig da sind, kann es so schnell zu Verwechslungen kommen.

Dadurch entstand mein Wunsch die Prozesse für die Leihinstrumentarien zu verbessern.

2. Projektbeschreibung

2.1 Projektauftrag

Nachdem ich mir sehr schnell sicher war, zu welchem Thema ich mein Projekt durchführen möchte, habe ich nach einer telefonischen Rücksprache mit dem Pflegedienstleiter Herr B., am 19.04.2017 den schriftlichen Projektantrag bei dem Geschäftsführer, Herr E., gestellt. Dieser hat den Projetantrag am 20.04.2017 nach einem kurzen persönlichen Gespräch, bei dem ich ihm mein Anliegen und die aktuelle Situation schilderte, genehmigt.

Eine Kopie des unterschriebenen Projektantrages befindet sich im Anhang.

2.2 Projektziele

Die Ziele, die ich mit meinem Projekt erreichen möchte, sind folgende:

- mehr Übersicht
- einheitliche Handlungspfade
- Patientensicherheit gewährleisten
- Zeitersparnis durch optimierte Prozesse
- Kostenersparnis

Durch das Einführen einer Checkliste möchte ich für alle beteiligten Mitarbeiter mehr Übersicht schaffen. Auf der Checkliste sollen alle wichtigen Angaben zu den entsprechenden Leihsystemen zu finden sein.

Durch diese Neuerung und die Optimierung der Abläufe in der ZSVA sowie im OP kommt die Zeit- und die damit verbundene Kostenersparnis ganz automatisch.

Auch die Patientensicherheit lässt sich so lückenlos gewährleisten, da die Checkliste sowohl den Aufbereitungszyklus vor, als auch nach dem Gebrauch des Instrumentariums dokumentiert und so der Weg des Leihsystems immer nachvollziehbar bleibt.

2.3 Projektplan

Den Ablauf des Projektes habe ich an Hand meiner Projektübersicht, die im Anhang zu finden ist, geplant.

Als erstes habe ich mir Gedanken darüber gemacht, wie meine Projektgruppe aussehen soll und welche Kollegen dafür in Frage kommen.

Anschließend habe ich einen Zeitplan erstellt, der mich für das ganze Projekt begleiten sollte.

Zunächst einmal hatte ich mir für die Recherche Fachliteratur und Infomaterial zusammengesucht und eine Kollegin aus meinem Fachweiterbildungskurs kontaktiert, die im Stiftungskrankenhaus in Nördlingen ein ähnliches Projekt durchgeführt hatte.

Danach führte ich eine Analyse durch, wie viele Leihsysteme bzw. –siebe im Kreiskrankenhaus im Umlauf sind.

Anschließend plante ich eine kurze Mitarbeiterinfo für den OP- und ZSVA-Bereich.

Die Projektgruppentreffen sollten im Mai, Juli, September und bei Bedarf in zweimonatigem Rhythmus weitergeführt werden.

Einen Probelauf plante ich für Oktober und November und eine eventuelle Korrektur der Abläufe und der Checkliste im Januar.

Die Implementierung der erarbeiteten Dokumente hatte ich für den Februar 2018 vorgesehen, ebenso die Präsentation des Ergebnisses.

Im März 2018 wollte ich mich ein letztes Mal mit der Projektgruppe zusammensetzen und den Verlauf des Projektes evaluieren.

2.4   Projektgruppe

Die Projektgruppe, die ich aus dem Team ausgewählt habe, besteht neben mir als Projektleitung aus 3 weiteren Mitarbeitern.

<u>Frau W., Krankenschwester und Technische Sterilisationsassistentin 3:</u>

Frau W. arbeitet als Teamleitung in der ZSVA des Kreiskrankenhauses und hat als einzige Mitarbeiterin in der ZSVA den Fachkundekurs 1,2 und 3. Sie hat langjährige Erfahrung in der ZSVA. Zu ihren Aufgaben gehört, neben der Tagesroutine auch das Erstellen und Überarbeiten von Packlisten, Standards und Leitfäden für den Steri. Ich habe Frau Würmser als „Expertin" in meine Projektgruppe geholt, da sie über das nötige Hintergrundwissen und Routine in der ZSVA verfügt.

Frau K., OTA:

Frau K. hat im Kreiskrankenhaus von 2013 – 2016 die Ausbildung zur OTA gemacht und im Rahmen der Ausbildung auch den Fachkundekurs 1 sowie, im Rahmen eines Fremdeinsatzes, einige andere Häuser besucht. Frau K. habe ich als „Macher" in die Projektgruppe mit aufgenommen. Sie hat viele Ideen, aktuelles Fachwissen, das sie auch schnell umsetzt und kann so das ganze Team für die Sache begeistern.

Frau O., OTA:

Frau O. arbeitet ebenfalls seit vielen Jahren im Kreiskrankenhaus und kennt daher die Abläufe im OP auch sehr gut.

Sie hatte 2016 für einige Monate in ein anderes Krankenhaus gewechselt und kennt deshalb auch die Situation in anderen Einrichtungen. Ich habe sie als „Kritikerin" in die Projektgruppe geholt, da Frau O. gerne kritisch auf jede Situation blickt und somit mögliche Stolpersteine und Hindernisse frühzeitig erkennt.

Für Rückfragen in Bezug auf das Qualitätsmanagements und der Überarbeitung sowie, der Einpflegung neuer Dokumente bat ich Frau G., die QMB des Kreiskrankenhauses, mir bei Bedarf zur Seite zu stehen.

2.5 Meilensteine

Die Meilensteine, die ich für mein Projekt geplant habe, sind folgende:

- Den Projektauftrag bei der Geschäftsleitung einholen > bis spätestens Juni 2017
- Ein Konzept erarbeiten > bis spätestens September 2017
- Nötige Korrekturen durchführen > bis spätestens Januar 2018
- Endgültige Einführung der Checkliste > bis spätestens Februar 2018

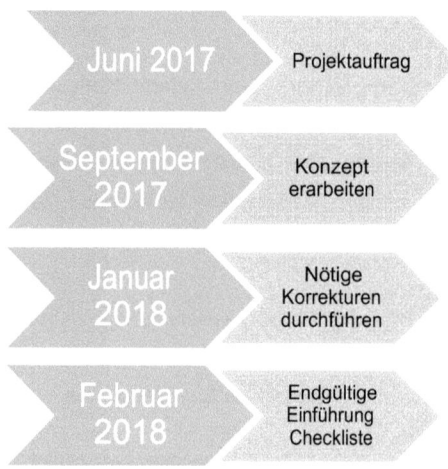

3. Projektschritte/Projektverlauf

Zunächst einmal begann ich mit der Recherche. Hierzu habe ich mir ein Buch über Prozessinnovation für chirurgische Leihinstrumente ausgeliehen und konnte mir so schon einen Überblick verschaffen, welche Handlungsempfehlungen es gibt. Der Autor Sebastian Ries beschreibt den Instrumentenkreislauf in einem universitären Krankenhaus. Diese Abläufe können aber auch auf andere Einrichtungen übertragen werden.

Es ist vor allen Dingen wichtig, dass es einen einheitlichen Ablauf gibt und dass alle Beteiligten diesen Ablauf kennen und sich an ihn halten. Genauso konnte ich dem Buch zwei Musterchecklisten entnehmen, die ich als Vorlage zum Erstellen einer hausinternen Checkliste verwenden konnte. (vgl. Prozessinnovation für chirurgische Leihinstrumente, S. 55-56, 89, 95)

Im Internet konnte ich auch noch einige hilfreiche Tipps finden, wie die rechtlichen Anforderungen nach MPBetreibV 2009, nach denen die Wiederaufbereitung in validierten Prozessen erfolgen muss und das unausweichliche Aufbereiten der Instrumente vor dem Einsatz, da diese in der Regel unsteril angeliefert werden. (vgl. https://cne.thieme.de/cne-webapp/r/experts/archive/ef_2012-05-21_1524/Leihinstrumente, 29.03.2017, 14:29 Uhr)

Anschließend kontaktierte ich eine Kollegin aus einem anderen bayrischen Krankenhaus. Sie hat dort ebenfalls die Prozesse im Umgang mit Leihsystemen optimiert und eine Checkliste erstellt. Von ihr bekam ich ebenso ein Muster für eine Checkliste, die im Anhang zu finden ist.

3.1 Erstes Projektgruppentreffen

Das erste Projektgruppentreffen fand am 30.05.2017 statt. Anwesend waren neben mir als Projektleitung Frau K. und Frau W.

Zunächst stellte ich meiner Gruppe meine Idee vor, wie ich die Prozesse im Umgang mit Leihinstrumenten verbessern möchte. Hierzu führten wir ein kurzes Brainstorming durch. Dabei kam von Frau K. ebenfalls die Idee einer einheitlichen Checkliste, sowie der fotografischen Dokumentation der Leihin-strumente, die gerade im Haus sind. Frau W. äußerte den Wunsch die Leihsysteme den Patienten direkt zuzuordnen sowie die genaue Info, an wel-chem Tag die OP stattfinden soll.

Frau Würmser wollte sich noch um eine kurze Schulung des OP-Personals kümmern, die den Umgang mit Leihinstrumenten auffrischt. Diese Schulung sollte im Rahmen der monatlichen Assistentenfortbildung stattfinden, diese Stunde, in der keine OPs stattfinden, wird vom Pflegepersonal für interne Schu-lungen genutzt.

3.2 Zweites Projektgruppentreffen

Im zweiten Projektgruppentreffen am 04.07.2017, bei dem wieder Frau W. und Frau K. mit anwesend waren, stellte ich der Gruppe die Musterchecklisten vom Krankenhaus in N., vom Klinikum C. und vom Klinikum B. vor. Anhand dieser Listen sollte ich eine hausinterne Checkliste erstellen. Wichtig war der Gruppe, dass es sich um ein einseitiges Dokument handelt, um den Aufwand für die ausfüllende Person möglichst gering zu halten. So entstand die Checkliste, die im Anhang zu finden ist und von der Projektgruppe abgesegnet wurde. Ein Testlauf mit der Checkliste war nach einer Teaminformation beim Morgengespräch geplant.

Des Weiteren haben wir im zweiten Projektgruppentreffen festgelegt, dass die Leihinstrumente von der OP-Leitung bzw. der stellvertretenden Leitung bestellt werden. Anschließend wird im Microsoft Outlook Kalender ein Termin erstellt mit folgenden Angaben:

- Firmenname und Name des Leihsets
- OP – Datum
- Anlieferungs- und Abholungsdatum des Leihsets
- Patientennamen
- Evtl. Besonderheiten, wie z.B.: OP-Begleitung

Zu diesem Termin werden im Outlook – Programm die ZSVA sowie die OP – Leitung und die Stellvertretung eingeladen, sodass der Termin an alle Beteiligten weitergegeben wird.

3.3 Probelauf

Am 13.09.2017, nach einer kurzen Info ans Team im Rahmen der Morgenbesprechung, starteten wir den Testlauf mit der Checkliste für Leihinstrumente. Einige ausgedruckte leere Formulare wurden in der ZSVA auf einem Klemmbrett gelagert und beim Eintreffen von Leihsystemen von den Mitarbeitern der ZSVA ausgefüllt.

Der Ablauf der sieht folgendermaßen aus:

- Bestellung des Leihsystems durch die OP-Leitung bzw. stellvertretende OP-Leitung nach Anordnung des Chirurgen
- Abklärung von Anlieferungs- und Abholtermin mit der Firma
- Erstellen eines Termins im Outlook > Firmenname und Name des Leihsets, OP- Datum, Anlieferungs- und Abholungsdatum, Patienten- namen, evtl. Besonderheiten, wie z.B.: OP-Begleitung
- Leihsystem kommt zum vereinbarten Termin
- Auspacken und Kontrolle der Implantate durch die OP-Leitung bzw. stell- vertretende OP-Leitung
- Maschinelle Aufbereitung im RDG
- Kontrolle der Instrumente durch die Mitarbeiter der ZSVA
- Fotodokumentation des Siebes und Ausfüllen der Checkliste
- Packen und Beschriften mit Patientennamen und OP-Datum
- Kontrolle und Versiegelung der Container
- Sterilisation
- Freigabe der Container auf dem Steriwagen
- Operation
- Maschinelle Aufbereitung im RDG
- Instrumentenkontrolle mit Hilfe der Fotodokumentation (anschließend Lö- schen des Fotos)

- Packen des Leihsystems
- Sterilistation
- Freigabe des Steriwagens
- Verpacken des Leihsystems zusammen mit evtl. gelieferten Implantaten
- Fertigstellung der Checkliste
- Abholung des Leihsystems
- Unterschrift des Abholers auf der Checkliste
- Abspeicherung der Checkliste

Zu diesem Ablauf gab es bereits eine Arbeitsanweisung (AA – 0711), die ich um einige Punkte ergänzt habe (AA – 0711 neu).

Nach einer kurzen Testphase habe ich im Oktober 2017 bei der Morgenbesprechung das Team nach dem Verlauf des Probelaufs befragt.

Hier kam die Anregung die Punkte auf dem Formular etwas auseinander zu ziehen, um so etwas mehr Übersicht zu erhalten. Ansonsten kam das Team mit der Checkliste sehr gut klar.

3.4 Drittes Projektgruppentreffen

Beim dritten Projektgruppentreffen am 11.10.2017 mussten wir dann auf Frau W. verzichten, da diese wegen einer Schwangerschaft im Beschäftigungsverbot war. Ihren Platz nahm Frau S. ein, die bereits einige Jahre als Gesundheits- und Krankenpflegerin im OP gearbeitet hat und seit Mitte des Jahres in der ZSVA tätig ist.

Des Weiteren war auch zum ersten Mal die stellvertretende OP Leitung Frau O. anwesend, die aber über den Verlauf des Projekts und die letzten Treffen im Bilde war.

Frau S. äußerte den Wunsch, dass die ZSVA einen Wagen bräuchte, der vor dem unreinen Raum als Lagermöglichkeit für die Container mit den Leihinstrumenten dient.

Als Speicherort für die Fotodokumentation legten wir den Ordner Public (K), OP-Info-Server, Packlisten, Leihstellungen fest. Dieser Ordner kann einfach über das OP-Interne „Inhaltsverzeichnis" auf den Computern ausgewählt werden. Diese Information hat Frau S. an die ZSVA weiter gegeben.

Da die Informationen welches Instrument zu welchem Patienten gehört, bereits per Mail an die Beteiligten weitergeleitet wird, wurde vereinbart, dass das ZSVA-Personal die Leihcontainer mit Patientennamen beschriftet, bevor diese sterilisiert werden. So kann der Außenspringer des OPs, der die Operationen für den nächsten Tag herrichtet, die Siebe den entsprechenden Patienten gleich zuordnen. Also muss das OP-Personal nicht nach den richtigen Leihsystemen suchen und kann sich auf die Arbeit im OP-Saal konzentrieren.

Nach einer kurzen Rückfrage im Team, nach dem Testlauf mit der Checkliste, kam von allen die Zustimmung, dass die Liste sehr gut sei und so eingeführt werden könne.

Die Digitalkamera für die ZSVA habe ich in der EDV-Abteilung geordert. Ab 11.10.2017 stand so den Mitarbeitern des Steris eine eigene Kamera für die Fotodokumentation zur Verfügung.

3.5 Finale Umsetzung

Den Wagen zur Lagerung der Leihsysteme vor der Abholung bestellte ich im Anschluss an das dritte Projektgruppentreffen im Medizinischen Lager. Dieser dient auch dazu, dass die Abholer sich melden müssen, um die Leihsets abzuholen. Bisher war es häufig so, dass sich die Fahrer die Kisten selbst genommen haben und so für uns nicht klar war, wann und von wem die Sets abgeholt wurden.

Nachdem alle Dokumente, also die Checkliste und die Arbeitsanweisung „OP-Aufbereitungszyklus von Leihinstrumentarium", fertig erarbeitet wurden, habe ich diese an die QMB Frau G. weitergeleitet, um sie in den hausinternen QM-Viewer einzupflegen. Auf diesen können alle Mitarbeiter zugreifen und müssen dabei neu eingestellte bzw. abgeänderte Dokumente elektronisch vidieren.

3.6 Stolpersteine/ Schwierigkeiten

Im Großen und Ganzen ist die Umsetzung meiner Idee gut gelaufen, allerdings hatte auch ich mit ein paar kleineren Schwierigkeiten zu kämpfen.

Zunächst wurde Frau W. schwanger und war auf Grund von Schwierigkeiten in der Schwangerschaft weniger oft verfügbar, was aber noch gut zu lö- sen war, da sie zu Beginn des Testlaufes noch in der ZSVA tätig war. Allerdings wurde dann im Oktober ein Beschäftigungsverbot ausgesprochen und sie war ab diesem Zeitpunkt nicht mehr für das Projekt greifbar. Leider konnte dadurch auch die Schulung zum Umgang mit Leihinstrumenten durch Frau W. nicht durchgeführt werden. Ihren Platz in der Gruppe habe ich dann durch Frau S., Gesundheits- und Krankenpflegerin, die zunächst im OP und seit Mitte 2017 in der ZSVA tätig war, besetzt.

Als weitere Schwierigkeit stellten sich die häufigen Ausfälle sowohl im OP, als auch in der ZSVA heraus und auf Grund mangelnder Bewerbungen konnten auch einige Stellen erst spät nachbesetzt werden. Aus diesem Grund war es nicht immer einfach einen Termin für ein Projektgruppentreffen zu finden. Dies konnte aber durch kurze Dienstwege und kurze Gespräche mit den einzelnen Gruppenmitgliedern bewältigt werden.

4. Projektergebnis

Meine gesetzten Ziele,

- Mehr Übersicht
- Einheitliche Handlungspfade
- Patientensicherheit gewährleisten
- Zeitersparnis durch optimierte Prozesse
- Kostenersparnis

für das Team der ZSVA und des OPs, konnte ich erreichen.

Das ging aus der Morgenbesprechung vom Oktober 2017 hervor, in der sich das gesamte Team für die endgültige Einführung der Checkliste und die damit verbundene Änderung der Arbeitsanweisung „OP-Aufbereitungszyklus von Leihinstrumentarium" aussprach.

Durch die Arbeitserleichterung, folgt eine Zeitersparnis und eine damit verbundene Kostenersparnis.

Durch die Archivierung der Checklisten ist der Prozess des Leihsystems für die Klinik und somit auch für den Patienten nachvollziehbar.

4.1 Aktueller Stand und Ergebnis

Da sich die Checkliste so gut in die Arbeitsabläufe integrieren ließ und auch eine nützliche Hilfestellung für das Personal darstellt, ist der Probelauf direkt weitergeführt worden, um keine Lücke entstehen zu lassen, bis die Änderungen im QM-Viewer veröffentlicht werden. Da an den Abläufen nichts mehr zu verändern war, sah ich es als nicht nötig an, den Probelauf zu beenden. Das Team hat die Neuerung positiv aufgenommen und direkt umgesetzt.

4.2 Noch zu erledigende Schritte

Momentan warte ich lediglich auf die Einpflegung der Checkliste und des überarbeiteten Standards (AA – 0711) in den hausinternen QM-Viewer durch die QMB Frau G., um so die Einführung abzuschließen.

Wenn diese beiden Schritte erledigt sind, soll die Checkliste offiziell eingeführt werden, was ich im Rahmen der nächsten Teamsitzung erledigen werde. Ebenso möchte ich noch für das Personal der ZSVA und des OPs eine Schulung zum Umgang mit Leihinstrumenten durchführen lassen, um letzte Unsicherheiten zu beseitigen.

4.3 Fazit

Die neue eingeführte Checkliste kam im Team der ZSVA und des OPs sehr gut an und stellt für alle Beteiligten eine erhebliche Arbeitserleichterung dar. Für mich als OP-Leitung gibt sie auch Sicherheit, da der Weg des Leihsystems durchgehend nachvollziehbar und belegbar ist.

Auch durch die Unterschrift des Abholers kann sich das Kreiskrankenhaus absichern, um so bei Verzögerungen durch den Paketdienst belegen zu können, wann das Leihinstrumentarium an den Abholer abgegeben wurde.

Insgesamt war das Projekt erfolgreich. Die Zusammenarbeit in der Projektgruppe und auch die Zusammenarbeit mit dem ganzen Team war konstruktiv und effektiv.

4.4 Danksagung

Mein Dank, für die Unterstützung bei meiner Projektarbeit, gilt meinem gesamten Team des OPs, der ZSVA und vor allem meiner Projektgruppe. Ohne die gute Mit- und Zusammenarbeit wäre dieses Projekt nicht so gut und reibungslos gelaufen.

Ebenso möchte ich mich bei der QMB Frau G., bei der PDL Herrn B., bei der EDV-Abteilung sowie dem medizinischen Einkauf bedanken.

Zu guter Letzt gilt mein Dank meinen Korrekturlesern Ramona Z. und Stephanie L.

5. Quellen

- Homepage Kreiskrankenhaus Schrobenhausen, [Online Dokument] URL: http://kkh-sob.de/ (abgerufen am 26.11.2016, 14:07)

- Homepage Kreiskrankenhaus Schrobenhausen, [Online Dokument] URL: http://kkh-sob.de/index.php/2013-02-06-10-59-28/pflegedienst/op-und- anaesthesie (abgerufen am 26.11.2017, 14:13)

- Homepage CNE, [Online Dokument] URL: https://cne.thieme.de/cne- webapp/r/experts/archive/ef_2012-05-21_1524/Leihinstrumente (abge- rufen am 29.03.2017, 14:29 Uhr)

- Sebastian Ries, (2010), Prozessinnovation für chirurgische Leihinstru- mente, Saarbrücken, VDM Verlag Dr. Müller

- Titelfoto: Privat

- Abb. 1: Homepage Kreiskrankenhaus Schrobenhausen, [Online Doku- ment] URL: http://kkh-sob.de/index.php/2013-02-06-10-59- 28/pflegedienst/op-und-anaesthesie (abgerufen am 26.11.2017, 14:13)

6. Anlagen

- Statistik Leihsiebe
- Protokoll PG Treffen 1
- Protokoll PG Treffen 2
- Musterchecklisten
- Protokoll Morgenbesprechung
- Checkliste Variante 1
- Checkliste Variante 2
- Protokoll PG Treffen 3
- E-Mail EDV
- E-Mail Med. Lager
- E-Mail QMB Frau G.
- AA-0711 (alt)
- AA-0711 (neu)

Leihsiebe 2015

	Januar	Februar	März	April	Mai	Juni
1				Tibiaplatte 1 Sieb		
2		Targon TX 3 Siebe				
3						
4						
5						
6						
7						
8						
9						
10			Targon TX 3 Siebe			
11						
12						DFN 3 Siebe
13					Schulter Prothese 3 Siebe	
14						
15						
16	LISS 3 Siebe					
17						
18						
19						
20				Tripolare Pfanne 2 Siebe		
21						
22						
23						
24						
25						
26						
27						
28					Humerusplatten 1 Sieb	
29				Schulter Prothese 3 Siebe		

30						
31						
Gesamt	3 Siebe	3 Siebe	3 Siebe	6 Siebe	4 Siebe	3 Siebe

Juli	August	September
Aesculap Hüfte 4 Siebe		
Tripolare Pfanne 2 Siebe		
LISS 3 Siebe		
	Pfannendachschale 1 Sieb	
	Pilonplatten 1 Sieb	
Expert Nagel 3 Siebe		
	DFN 3 Siebe	

Juli	August	September
NCB 2 Siebe		
14 Siebe	5 Siebe	0 Siebe

Leihsiebe 2017

	Januar	Februar	März	April	Mai	Juni
1						
2						Darco 1 S.
3						
4	Schulter 4 S.					
5						
6		Zimmer Hüfte 6 S.		*Schlitten 5 S.*		
7		Schlitten 5 S.		*Enduro 10 S.*		
8						Twist off 1 S.
9		Brehm 5 S.				Wrigth Ortholoc 1 S.
10	Schulter 4 S.	Mathys Hüfte 1 S.			Wright Ortholoc 1 S.	
11						
12						
13				PIP-Tree 1 S.		
14						Patella Königsee 1 S.
15						
16					HAN 4 S.	Radiuskopfprothese 3 S.
17						
18						
19						
20		Enduro 10 S.				
21		Wright+Merete 2 S.				
22		Medartis Schraubendreher				
23						
24			Arthrex Schulter 1 S.			
25						
26				Lapidus Arthr. 1 S.		
27			HAN 4 S.			
28			Schlitten + Navi 4 S.			
29					Enduro 10 S.	
30			PIP-Tree 1 S.		Axomed 1 S.	
31						
Gesamt	8 Siebe	29 Siebe	10 Siebe	17 Siebe	16 Siebe	6 Siebe

	Juli	August	September
			Enduro 10 S.
	TIS 1 S.		
			Emotion Revision 5 S.
	Schlitten 5 S.	Augmentierbare Schrauben 1 S.	
			Prevision 6 S.
			Axomed 1 S.
			Wright 1 S.
			Enduro 10 S.
	6 Siebe	1 Sieb	35 Siebe

Protokoll

Art der Besprechung: Projektgruppentreffen „Leihinstrumente"	
Besprechung vom: 30.05.2017	Lfd. Nummer: 1
Zeitraum: 12.30 – 13.00 Uhr	Nächste Sitzung: Juli 2017

Teilnehmer:	Verteiler:
Frau K	Dallmeier Corinna
Frau W.	
Dallmeier Corinna	

Lfd.Nr.	Maßnahme/ TOP	Verantwortung	Termin
1	Ideen-Sammlung für den Leitfaden „Umgang mit Leihinstrumenten"	Alle Teilnehmer	Juli 2017
2	Checkliste erstellen: Von der Aufnahme bis zur Abgabe der Leihinstrumente	Dallmeier Corinna	Sept. 2017
3	Fotodokumentation der Siebe Prä- und Post-OP in der ZSVA > Digitalkamera bestellen	Frau W. Dallmeier Corinna	Okt. 2017 Sept. 2017
4	Leihsiebe in der ZSVA den Patienten zuordnen und der ZSVA OP-Termine mitteilen	Dallmeier Corinna	Ab sofort
5	Schulung des OP-Personals: „Aufbereitung von Leihinstrumenten"	Frau W.	03.08.2017

Protokoll

Art der Besprechung: Projektgruppentreffen „Leihinstrumente"	
Besprechung vom: 04.07.2017	**Lfd. Nummer:** 2
Zeitraum: 13.00 – 13.30 Uhr	**Nächste Sitzung:** September 2017

Teilnehmer:	Verteiler:
Frau K.	Dallmeier Corinna
Frau W.	
Dallmeier Corinna	

Lfd.Nr.	Maßnahme/ TOP	Verantwortung	Termin
1	Verschiedene Checklisten vom Stiftungskrankenhaus N., Klinikum C. und Klinikum B. wurden verglichen Erstellen einer „Checkliste für Leihinstrumente/Implantate" anhand der vorhandenen Checklisten	Dallmeier Corinna	Ab sofort
2	E-mail- Benachrichtigung vom OP an die ZSVA bei Bestellung eines Leihsiebes mit folgendes Infos: - Firmenname und Name des Leihsets - OP- Datum - Anlieferung + Abholung des Leihsets - Patientendaten	Dallmeier Corinna	Ab sofort

Datum:	
Fachabteilung:	

OP

Firmenname:
Artikelbezeichnung:
Anzahl der Versand-Container:

Lieferung auf Vollständigkeit geprüft:	Name:

Lieferschein vorhanden:
     ja   nein
	Leihinstrumente vollständig:
	     ja nein

Verpackung: steril mit Indikator	unsteril

Mängel:

ZSVA

Instrumentenaufbereitung nach Herstellerangaben:
   • Maschinelle / Thermische Reinigung und Desinfektion
   • manuelle Reinigung und Desinfektion
   • Dampfsterilisation bei 134°
   • Gassterilisation mit EO / FO

Anzahl der Sterilcontainer: Anzahl der Instrumentensiebe:

Aufbereitung	vor Anwendung	nach der Anwendung	Besonderheiten

Fertig für Versand:

	Datum	Name	Unterschrift Versender

Rückgabe an die Leihfirma:

	Datum	Name	Unterschrift Kurierdienst

Anmeldung Leihinstrumente

Kunde: **Klinikum Bielefeld - Mitte**

Von Anwender auszufüllen

Abteilung:	
Anmeldung durch:	Name: _____ Datum: _____
Dokumentation:	Bezeichnung Sieb/ Set/ System / Einzelinstrument: _____ Hersteller: _____
	Anzahl der gelieferten Siebe: ☐
	Anzahl der aufzubereitenden Siebe: ☐
	☐ Dekontaminationsnachweis vorhanden
	☐ Lieferschein vorhanden
	☐ Original Container vorhanden
	☐ Aufbereitungsanleitung vorhanden
	Besonderheiten _____
Voraussichtliche Einsatzdauer des Leihinstrumentariums:	Zeitraum: Von: _____ Bis: _____

Vom ZSVA-Personal auszufüllen

Interne Setnummer:	Set.Nr.: _____
Dokumentation:	Anzahl der Container/ Siebe: _____ Anzahl Foto's: _____
	☐ Lieferschein vorhanden
	☐ Original Container vorhanden
	☐ Aufbereitungsanleitung vorhanden
	☐ Packliste vorhanden
	☐ Besonderheiten: _____
Einweisung erhalten:	☐ durch Außendienstmitarbeiter
	☐ keine Einweisung erhalten
Bearbeitung:	Aufgenommen durch: _____ am: _____
	☐ Instrumente zur Aufbereitung zugelassen
	☐ Instrumente Nicht zur Aufbereitung zugelassen
	Grund: _____
	☐ Meldung an OP Gesprächspartner: _____
Produktionsetiketten:	Siehe Rückseite ⇒

Bestellung: **Handzeichen:**

Besteller:	Datum:
Anfordernde Abteilung:	Arzt:
Hersteller/Verleiher:	
Bezeichnung des Leihinstrumentariums:	
Bestellung bei Frau/Herr:	
Vereinbartes Anlieferungsdatum:	Voraussichtlicher Verbleib bis:
Auftragsbestätigung angefordert:	

Annahme:

Annehmender Mitarbeiter:	Datum:
Lieferscheinnummer:	
Risikogruppe (ausschließlich kritisch C):	

	Instrumente	Implantate
Anzahl der Boxen		
Anzahl der Rollcontainer		
Anzahl der Siebe / Trays		
Einzelinstrumente		

	Ja	Nein	OP-Leitung informiert
Vollständige Leihausstattung (Abgleich mit dem Lieferschein)			
Fehlende Siebe			
Lieferschein vorhanden			
Originalcontainer vorhanden			
Aufbereitungsanleitung vorhanden			
De-/Montageanleitung vorhanden			
Packliste beigelegt			
Dekontaminationsnachweis beigelegt			

Fotodokumentation durchgeführt: Ja ☐ Nein ☐

Besonderheiten / Mängel:

_____

_____

_____

OP-Datum:_____

Eingriffsart:_____

Operationstechnik/Hersteller:_____

Operateur:_____

Patientenaufkleber:

Sterilisationsettiketten:

Die Leihinstrumente wurden mit validierten Verfahren nach Herstellerangaben:

	ja	nein
▸ Gewaschen		
▸ Desinfiziert		
▸ Sterilisiert		

	ja	nein
Firmenbezogene Verbrauchsmeldung wurde ausgefüllt		
Leihinstrumentarium wurde benutzt		
Vollständigkeit des Leihequipments wurde überprüft		
Dekontaminationsnachweis für den Lieferanten/Hersteller wurde ausgefüllt		
Leihset wurde entsprechend der Anlieferung in die Originalverpackung sortiert		

Bemerkungen:_____

_____

_____

_____

	Instrumente	Implantate
Anzahl der Boxen		
Anzahl der Rollcontainer		
Anzahl der Siebe / Trays		
Einzelinstrumente		

Bemerkungen:_____

_____

_____

_____

Ort und Datum der Abholung:

_____

Unterschrift des Übergebenden:

_____

Unterschrift des Übernehmenden (Abholservice):

_____

Abteilung OP

Protokoll

Art der Besprechung:	Morgengespräch		
Zeitraum: 01.09.17 bis 30.09.17		**Datum:**	10.10.2017
Teilnehmer: Alle OP Mitarbeiter		**Verteiler:** Dallmeier Corinna	

01.09.2017

- Zimmer-Konsi-Implantate sind da > bitte im Schrank anschauen wo was gelagert ist. > im PC lässt sich ein teil scannen, der Rest muss bitte mit REF-Nr. eingegeben werden

13.09.2017

- Vorstellung "Checkliste für Leihinstrumentarium" > liegt im Steri bitte bei allen Leihinstrumenten ausfüllen

15.09.2017

- Aesculap Implantate sind alle weg

20.09.2017

- Cook Einführschleusen für Port sind jetzt in 6 Fr. da

21.09.2017

- Markierte Netze "Punkte gelb" oder mit "Kugelschreiber-Kreuz" von Bard sind Kaufware, bitte auf grünen Zettel auch markieren

Datum: _____
Fachabteilung: _____

OP

Firmenname: _____
Artikelbezeichung: _____
Anzahl der Boxen/Rollcontainer: _____
Anzahl der Siebe/Trays: _____

Vollständige Lieferung (J/N): _____   Name: _____
Lieferschein vorhanden (J/N): _____   OP-Leitung informiert (J/N): _____
Vorraussichtliche Einsatzdauer: _____   Patientenname: _____
Besonderheiten: _____
OP-Anleitung vorhanden (J/N): _____
OP-Begleitung (J/N): _____

ZSVA

Instrumenteaufbereitung nach Herstellerangaben:
- Maschinelle / Thermische Reinigung und Desinfektion   O
- Dampfsterilisation bei 134°   O

Originalcontainer vorhanden (J/N): _____   Name: _____
Aufbereitungsanleitung vorhanden (J/N): _____   Datum: _____
Packlisten vorhanden (J/N): _____   Anzahl Fotos: _____
Besonderheiten: _____

Aufbereitung vor Anwendung: O   Name: _____
Aufbereitung nach der Anwendung: O   Name: _____

Besonderheiten: _____
_____

Fertig für den Versand: _____
      Datum   Unterschrift Versender

Übergabe an den Abholservice: _____
      Datum   Unterschrift Kurierdienst

Erstellt am:	Prüfung am:	Freigabe am:
Corinna Dallmeier, BL-OP	Nana Würmser, ZSVA	
Dateiname:		

Datum: _____
Fachabteilung: _____

OP
Firmenname: _____
Artikelbezeichung: _____
Anzahl der Boxen/Rollcontainer: _____
Anzahl der Siebe/Trays: _____

Vollständige Lieferung (J/N): _____   Name: _____
Lieferschein vorhanden (J/N): _____   OP-Leitung informiert (J/N): _____
Vorraussichtliche Einsatzdauer: _____   Patientenname: _____
Besonderheiten: _____
OP-Anleitung vorhanden (J/N): _____
OP-Begleitung (J/N): _____

ZSVA
Instrumenteaufbereitung nach Herstellerangaben:
- Maschinelle / Thermische Reinigung und Desinfektion   O
- Dampfsterilisation bei 134°   O

Originalcontainer vorhanden (J/N): _____   Name: _____
Aufbereitungsanleitung vorhanden (J/N): _____   Datum: _____
Packlisten vorhanden (J/N): _____   Anzahl Fotos: _____
Besonderheiten: _____

Aufbereitung vor Anwendung: O   Name: _____
Aufbereitung nach der Anwendung: O   Name: _____

Besonderheiten: _____

Fertig für den Versand: _____
         Datum   Unterschrift Versender

Übergabe an den Abholservice: _____
         Datum   Unterschrift Kurierdienst

Erstellt am:	Prüfung am:	Freigabe am:
Corinna Dallmeier, BL-OP	Nana Würmser, ZSVA	

Dateiname:

Protokoll

Art der Besprechung: Projektgruppentreffen „Leihinstrumente"	
Besprechung vom: 11.10.2017	Lfd. Nummer: 3
Zeitraum: 11.30 – 12.00 Uhr	Nächste Sitzung: Dezember 2017
Teilnehmer:	Verteiler: Dallmeier Corinna

Lfd.Nr.	Maßnahme/ TOP	Verantwortung	Termin
1	Wagen für Leihinstrumente, um sie für die Abholung vor dem unreinen Raum zu lagern	Dallmeier Corinna	sofort
2	Fotos der Leihinstrumente werden im Ordner „Public" > „OP-Info-Server" > „Packlisten" > „Leihstellungen" gespeichert bis sie wieder abgeholt werden	Worm Sandra	sofort
3	Leihsiebe werden den Patienten zugeordnet > Beschriftung der Container	Worm Sandra	sofort
4	Testlauf mit Checkliste läuft gut	alle	
5	ZSVA hat jetzt eigene Digitalkamera	alle	

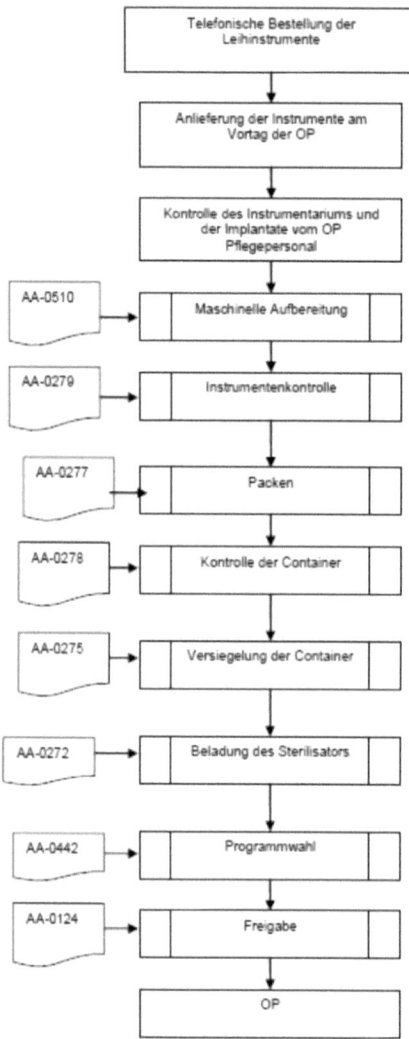

Telefonische Bestellung der Leihinstrumente

Anlieferung der Instrumente am Vortag der OP

Kontrolle des Instrumentariums und der Implantate vom OP Pflegepersonal

AA-0510 → Maschinelle Aufbereitung

AA-0279 → Instrumentenkontrolle

AA-0277 → Packen

AA-0278 → Kontrolle der Container

AA-0275 → Versiegelung der Container

AA-0272 → Beladung des Sterilisators

AA-0442 → Programmwahl

AA-0124 → Freigabe

OP

| Erstellt am: 16.3.09 | Prüfung am: 16.3.09 | Freigabe am: 17.3.09 |

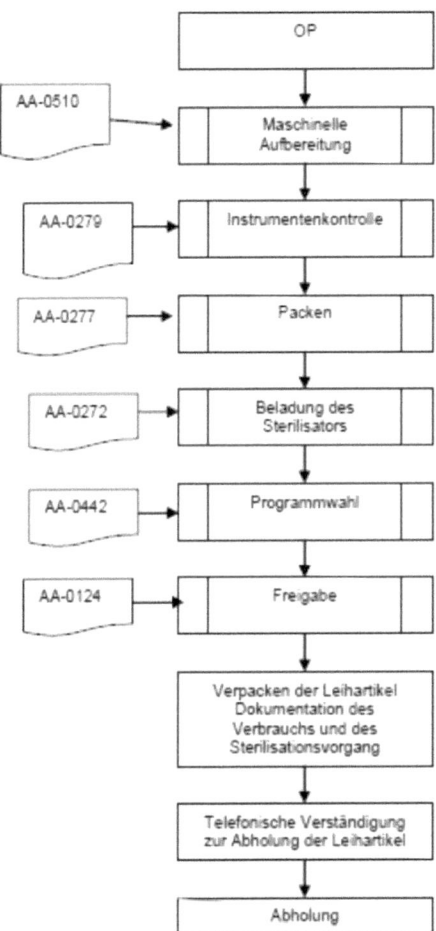

- Telefonische Bestellung der Leihinstrumente durch OP-Leitung bzw. stellv. OP- Leitung
- Info an ZSVA: Name d. Leihartikels; Pat. Name; Datum der Anlieferung, der OP und der Abholung; Besonderheiten

- Anlieferung der Instrumente am vereinbarten Tag

AA-????
- Kontrolle des Instrumentariums und der Implantate vom OP-Pflegepersonal
- Checkliste für Leihinstrumentarium ausfüllen

AA-0510
- Maschinelle Aufbereitung

AA-0279
- Instrumentenkontrolle + Fotodokumentation K:\OP-Info-Server\OP Ordner\ZSVA\Packlisten\Leihstellungen

AA-0277
- Packen

AA-0278
- Kontrolle der Container

AA-0275
- Versiegelung der Container
- Beschriftung der Container mit Patientenname und OP-Datum

AA-0272
- Beladung des Sterilisators

AA-0442
- Programmwahl

AA-0124
- Freigabe

Erstellt am: 23.12.2017 Dallmeier Corinna, OP-Leitung	Prüfung am: 27.12.2017	Freigabe am:
	Dateiname:	

- OP

AA-0510
- Maschinelle Aufbereitung

AA-0279
- Instrumentenkontrolle

AA-0277
- Packen
- Hilfestellung: Fotodokumentation > anschließend Foto löschen

AA-0272
- Beladung des Sterilisators

AA-0442
- Programmwahl

AA-0124
- Freigabe

AA-????
- Verpacken der Leihartikel
- Checkliste fertig ausfüllen

- Abholung der Leihartikel wie telefonisch vereinbart

- Bei Abholung > Unterschrift des Abholers auf der Checkliste

- Speichern der eingescannten Checkliste durch die OP-Leitung bzw. stellv. OP-Leitung (K:\OP-Info-Server\OP Ordner\Einkauf\Lieferscheine\ Rücksendungen)

BEI GRIN MACHT SICH IHR WISSEN BEZAHLT

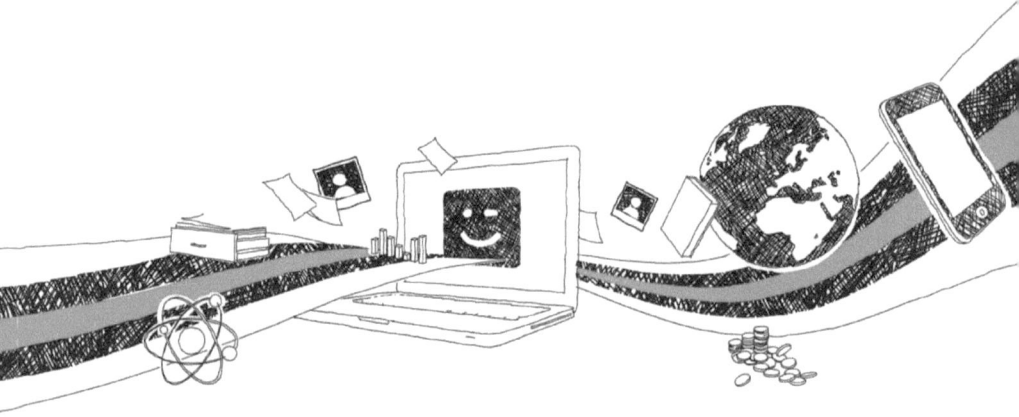

- Wir veröffentlichen Ihre Hausarbeit, Bachelor- und Masterarbeit

- Ihr eigenes eBook und Buch - weltweit in allen wichtigen Shops

- Verdienen Sie an jedem Verkauf

Jetzt bei www.GRIN.com hochladen und kostenlos publizieren

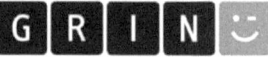